精品课程建设系列教材

供中高职贯通、中本贯通护理及助产专业使用

母婴护理技能实训指导

主　编　林　敏
副主编　赵印懿
编　者　林　敏　赵印懿

科学出版社
北　京

内 容 简 介

《母婴护理技能实训指导》按妊娠期护理技术、分娩期护理技术、产褥期护理技术、新生儿护理技术、妇科护理技术 5 个部分编写。根据临床实践及学校实训教学、考核的要求，每个部分介绍 2～4 项临床常用的护理技能，从操作目的、素质要求、核对与解释、评估、操作前准备、操作过程、操作后处理、健康教育、注意事项 9 个方面进行阐述，内容具体，条理清晰。

本书可供中高职、中本贯通护理及助产专业学生实训教学使用。

图书在版编目（CIP）数据

母婴护理技能实训指导 / 林敏主编. —北京：科学出版社，2017.10
精品课程建设系列教材
ISBN 978-7-03-054867-2

Ⅰ. 母… Ⅱ. 林… Ⅲ. ①产褥期–护理–医学院校–教学参考资料 ②新生儿–护理–医学院校–教学参考资料 Ⅳ. R473.6

中国版本图书馆 CIP 数据核字（2017）第 254980 号

责任编辑：丁海燕 / 责任校对：张凤琴
责任印制：徐晓晨 / 封面设计：铭轩堂

科 学 出 版 社 出版
北京东黄城根北街 16 号
邮政编码：100717
http://www.sciencep.com
北京凌奇印刷有限责任公司 印刷
科学出版社发行 各地新华书店经销
*
2017 年 10 月第 一 版 开本：787×1092 1/16
2022 年 9 月第三次印刷 印张：2
字数：48 000

定价：29.80 元

（如有印装质量问题，我社负责调换）

前　言

《母婴护理技能实训指导》是针对具备一定妇产科理论知识的护理及助产专业学生所编写的，是基础理论课和临床实习的桥梁课程。本书选取了产科及妇科常用的护理技术，涵盖妊娠期护理技术、分娩期护理技术、产褥期护理技术、新生儿护理技术及妇科护理技术等共12项。每项护理技术都从操作目的、素质要求、核对与解释、评估、操作前准备、操作过程、操作后处理、健康教育、注意事项9个方面进行阐述。

本书旨在为护生在校学习期间提供一本常用母婴护理方面的专科护理技能的教材。在每项操作中要求护生：①操作前充分评估；②操作流程合理、符合节力原则；③尊重患者，注意保护患者的隐私；④与患者有效沟通；⑤操作后给予相应的健康教育。

由于编者水平有限，本书可能存在不足之处，恳请专家及同行批评指正，以便不断提高、完善。

编　者

2017年7月

目　录

第一部分　妊娠期护理技术

妊娠期是指从成熟卵子受精开始至胎儿及其附属物自母体娩出的一段时间。妊娠期护理技术通过评估孕妇及胎儿的健康状况，以便及早发现并处理孕妇或胎儿的异常情况。妊娠期护理技术包括宫高和腹围的测量、四步触诊法、骨盆外测量技术、多普勒测胎心。

一、宫高和腹围的测量

宫高和腹围的测量是产科评估胎儿大小的一种方法。宫高是指耻骨联合上缘至宫底的弧形长度；腹围是应用皮尺平脐部绕腹一周所测得的数值。

【操作目的】

评估胎儿大小、妊娠周数。

【素质要求】

1. 服装鞋帽整洁。
2. 仪表大方、举止端庄。
3. 语言柔和恰当，态度和蔼亲切。

【核对与解释】

1. 查对医嘱。
2. 核对孕妇，向其解释测量宫高、腹围的目的以取得配合。

【评估】

1. 评估孕妇的孕周、是否为高危妊娠。
2. 评估环境是否安全、温度及光线是否适宜。

【操作前准备】

1. 护士准备　衣帽整齐，洗手。
2. 物品准备　软皮尺、笔、记录单。
3. 环境准备　室内温度 22～24℃，关闭门窗，保护孕妇隐私。
4. 辨识孕妇，嘱其测量前排空膀胱。

【操作过程】

1. 协助孕妇取仰卧位，头部稍抬高，暴露腹部，双腿略屈曲分开，放松腹肌（图 1-1）。
2. 检查者站在孕妇右侧，观察孕妇腹形、腹部皮肤情况（有无手术瘢痕、妊娠纹、水肿等）。

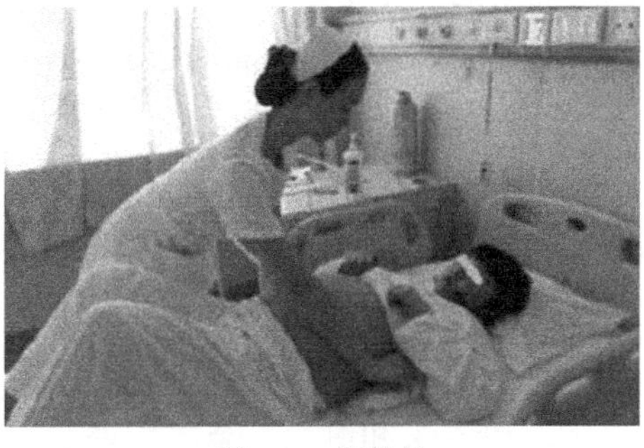

图 1-1　摆体位

3. 轻触孕妇腹壁，了解腹壁肌肉的紧张度及子宫肌的敏感度，选择腹壁及子宫肌肉放松时进行测量。

4. 摸清宫底高度，将皮尺一端放在耻骨联合上缘，另一端贴腹壁沿子宫弧度到子宫底最高点，所测得的数值为宫高，以厘米（cm）为单位记录（图 1-2）。

5. 用皮尺平脐部绕腹一周，所测得的数值为腹围，以厘米（cm）为单位记录（图 1-3）。

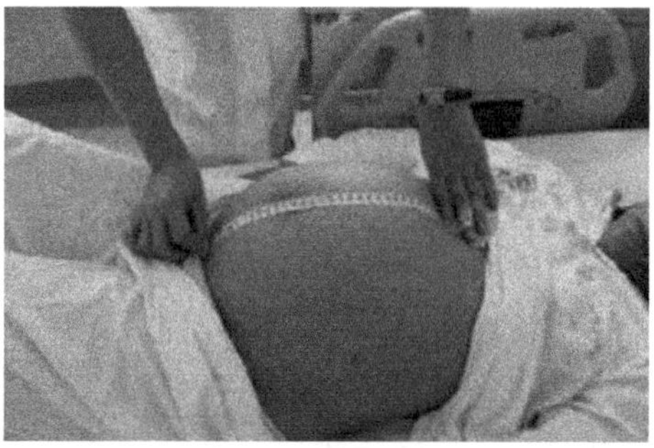

图 1-2　测量宫高

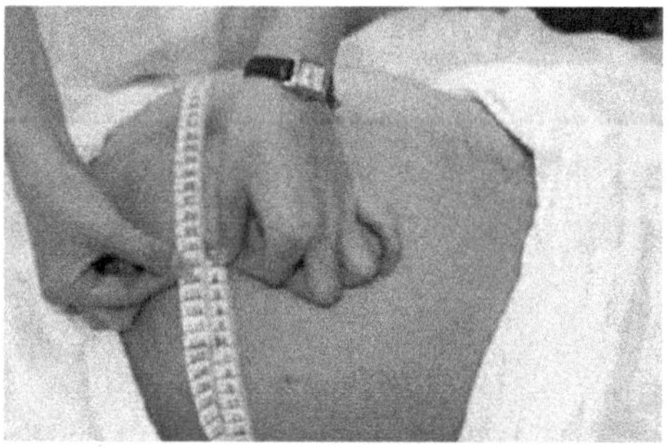

图 1-3　测量腹围

【操作后处理】

1. 协助孕妇整理衣裤。
2. 整理床单位。
3. 整理用物，洗手，记录孕周、宫高及腹围值。

【健康教育】

向孕妇解释孕周与宫高、腹围的关系。

【注意事项】

1. 测量时皮尺不可过紧或过松。
2. 测量腹围时，皮尺需平脐绕腹一周，以避免误差。
3. 发现宫高、腹围与妊娠周数不相符的情况，要及时报告医生，积极寻找原因。
4. 注意保护孕妇隐私。
5. 天气寒冷时，护士在开始测量前先温暖双手。

二、四步触诊法

四步触诊法是指医护人员通过一定手法触摸孕妇腹部，以了解子宫大小、胎产式、胎先露、胎方位及胎先露衔接情况的方法。

【操作目的】

检查子宫大小、胎产式、胎先露、胎方位及胎先露是否衔接。

【素质要求】

1. 服装鞋帽整洁。
2. 仪表大方、举止端庄。
3. 语言柔和恰当，态度和蔼亲切。

【核对与解释】

1. 查对医嘱。

2. 核对孕妇，向其解释四步触诊法的目的以取得配合。

【评估】

1. 评估孕妇的孕周及孕产次。

2. 评估环境是否安全、温度及光线是否适宜。

【操作前准备】

1. 护士准备　衣帽整齐，洗手。

2. 物品准备　笔和记录本。

3. 环境准备　室内温度 22～24℃，关闭门窗，保护孕妇隐私。

4. 辨识孕妇，嘱其排空膀胱。

【操作过程】

1. 协助孕妇取仰卧位，头部稍抬高，暴露腹部，双腿略屈曲分开，放松腹肌。

2. 检查者站在孕妇右侧。

3. 具体操作手法

第一步手法：检查者面向孕妇头端，双手置于子宫底部，了解子宫外形并摸清子宫底高度，估计胎儿大小与妊娠月份是否相符。然后以双手指腹相对轻推，判断子宫底部的胎儿部分，如硬而圆且有浮球感为胎头，如软而宽且形状略不规则为胎臀（图 1-4）。

第二步手法：检查者两手分别置于腹部左右两侧，一手固定，另一手轻轻深按检查，两手交替，分辨胎背及胎儿四肢的位置。平坦饱满者为胎背；高低不平的部分是胎儿的肢体，有时可以感到胎儿肢体活动（图 1-5）。

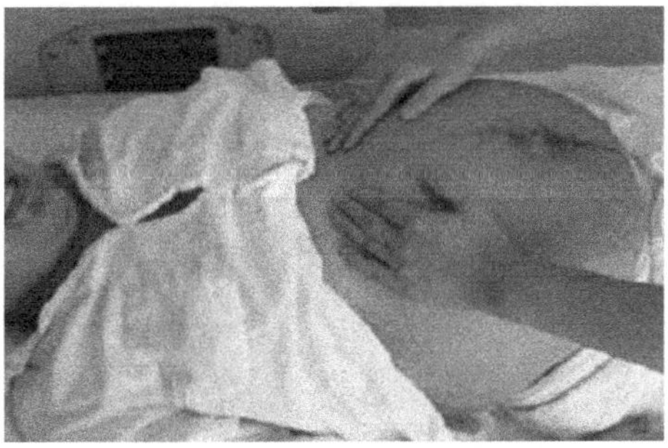

图 1-4　第一步手法

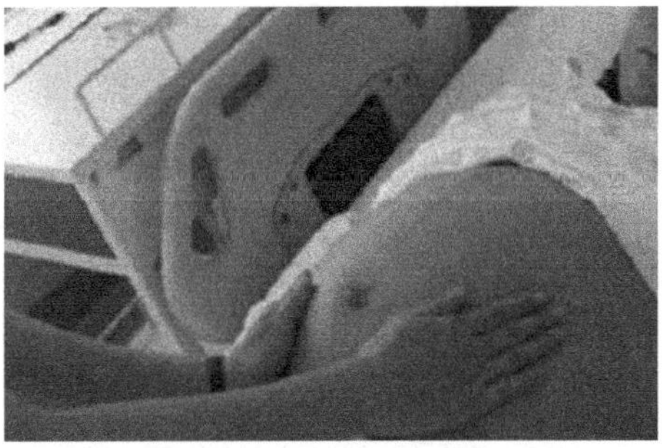

图 1-5　第二步手法

第三步手法：检查者右手置于耻骨联合上方，拇指与其余四指分开，握住胎先露部，进一步查清是胎头或胎臀，并左右推动以确定是否衔接。如先露部仍高浮，表示尚未入盆；如已衔接，则胎先露部不能被推动（图 1-6）。

第四步手法：检查者面向孕妇足端，两手分别置于胎先露部的两侧，向骨盆入口（骨盆上口）方向向下深压，再次判断先露部的诊断是否正确，并确定先露部入盆的程度（图 1-7）。

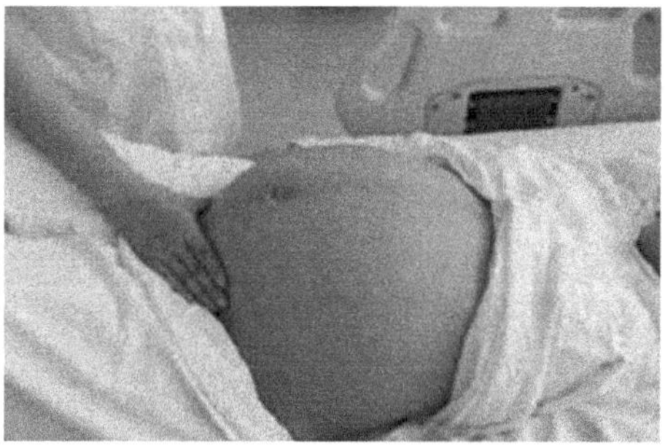
图 1-6 第三步手法

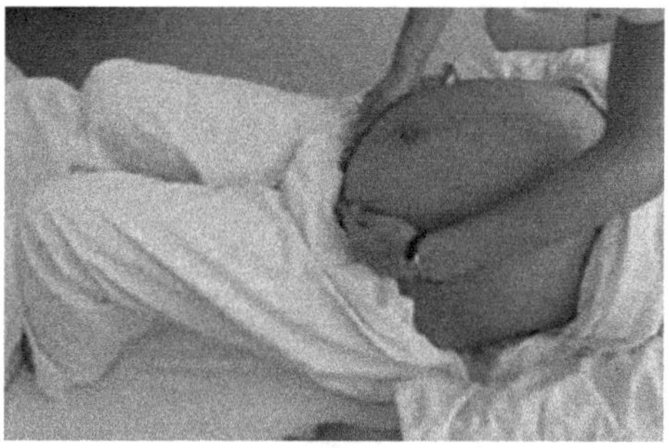
图 1-7 第四步手法

【操作后处理】

1. 协助孕妇整理衣裤。
2. 整理床单位。
3. 洗手，记录孕周、胎产式、胎先露、胎方位及胎先露衔接情况。

【健康教育】

告知孕妇目前胎位、胎儿是否入盆。

【注意事项】

1. 注意保护孕妇隐私。
2. 四步触诊时动作轻柔。
3. 天气寒冷时，检查者需温暖双手，以免引起孕妇不适，导致腹肌紧张。

三、骨盆外测量技术

通过骨盆外测量可以了解骨盆大小及形态，根据测量结果判断胎儿能否经阴道分娩。骨盆外测量包括测量髂棘间径、髂嵴间径、骶耻外径、坐骨结节间径、耻骨弓角度。

【操作目的】

了解骨产道情况，以判断胎儿能否经阴道分娩。

【素质要求】

1. 服装鞋帽整洁。
2. 仪表大方、举止端庄。
3. 语言柔和恰当，态度和蔼亲切。

【核对与解释】

1. 查对医嘱。
2. 核对孕妇，向其解释骨盆外测量的目的以取得配合。

【评估】

1. 评估孕妇的孕周及孕产次，有无骨盆外伤史。
2. 评估环境是否安全、温度及光线是否适宜。

【操作前准备】

1. 护士准备 衣帽整齐，洗手。

2. 物品准备　骨盆外测量器、骨盆出口测量器、手套、笔、记录单。

3. 环境准备　室内温度 22～24℃，关闭门窗，保护孕妇隐私。

4. 辨识孕妇，嘱其在测量前排空膀胱。

【操作过程】

1. 协助孕妇取仰卧位。

2. 检查者站在孕妇右侧。

3. 具体测量方法

测量髂棘间径：嘱孕妇取伸腿仰卧位，使用骨盆外测量器测量两侧髂前上棘外缘的距离（图 1-8），正常值为 23～26cm。

测量髂嵴间径：嘱孕妇取伸腿仰卧位，使用骨盆外测量器测量两侧髂嵴外缘最宽的距离（图 1-9），正常值为 25～28cm。

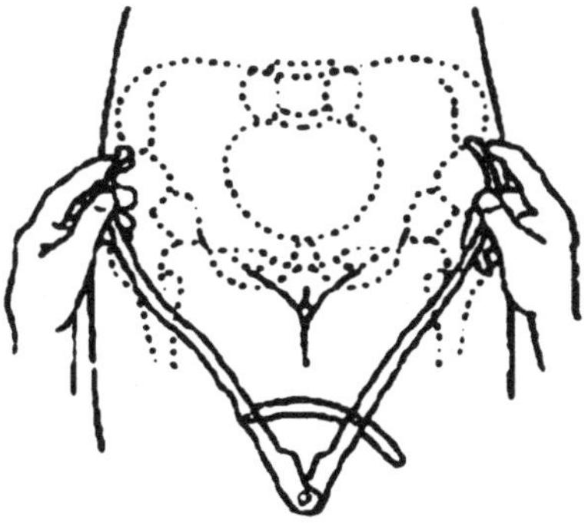

图 1-8　髂棘间径

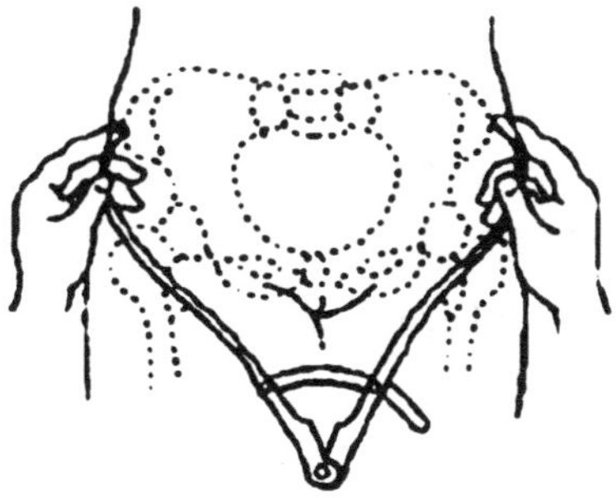

图 1-9　髂嵴间径

测量骶耻外径：协助孕妇取左侧卧位，右腿伸直，左腿屈曲。使用骨盆外测量器测量第 5 腰椎棘突下凹陷处（相当于腰骶部米氏菱形窝的上角）至耻骨联合上缘中点的距离（图 1-10），正常值为 18～20cm。此径线可间接推测骨盆入口前后径长短，是骨盆外测量中最重要的径线。

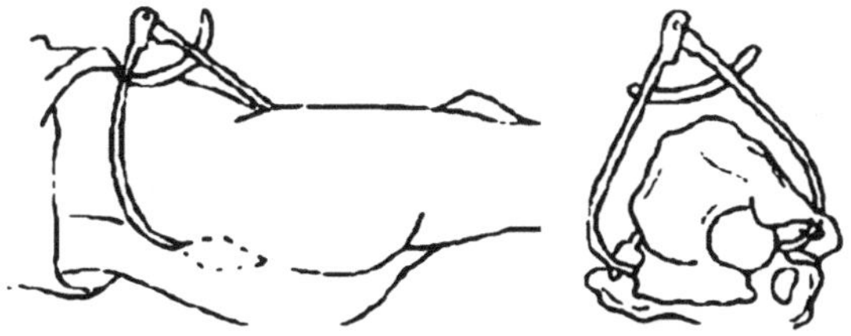

图 1-10　骶耻外径

测量坐骨结节间径（出口横径）：嘱孕妇取仰卧位，两腿屈曲，双手抱膝。使用骨盆出口测量器测量两侧坐骨结节内侧缘之间的距离（图 1-11），正常值为 8.5～9.5cm，平均值为 9cm。如骨盆出口（骨盆下口）横径小于 8cm，应加测出口后矢状径（坐骨结节间径中点至骶尖），正常值为 8～9cm。出口横径与出口后矢状径之和大于 15cm 者，一般足月胎儿可以娩出。

测量耻骨弓角度：用两拇指尖斜着对拢放于耻骨联合下缘，左右两拇指平放在耻骨降支上，测量两拇指之间的角度即为耻骨弓角度（图 1-12）。正常值为 90°，如＜80°为异常。

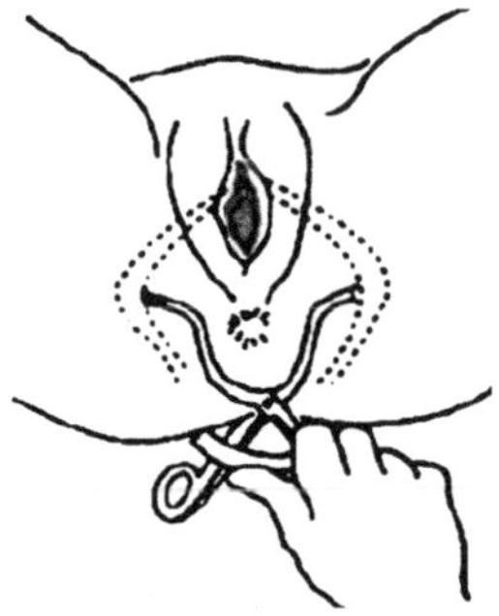

图 1-11 坐骨结节间径

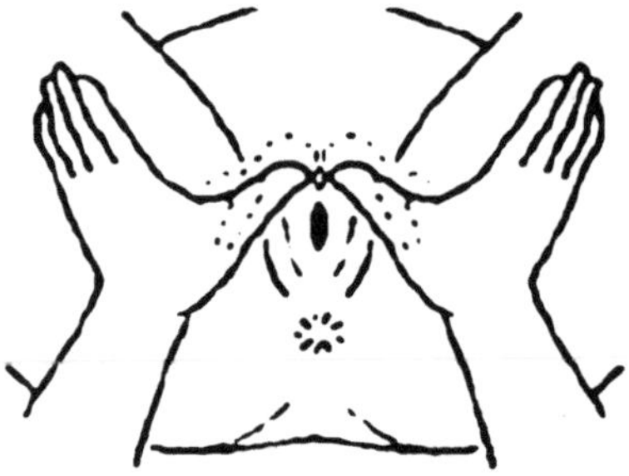

图 1-12 耻骨弓角度

【操作后处理】

1. 协助孕妇整理衣裤。
2. 整理床单位。
3. 整理用物，洗手，记录骨盆各径线的测量值。

【健康教育】

告知孕妇测量的情况。

【注意事项】

1. 测量结果如不在正常范围内，要及时告知医生。
2. 操作中注意保护孕妇隐私，动作轻柔。

四、多普勒测胎心

多普勒测胎心是指利用多普勒胎心听诊器通过孕妇腹部听取宫内胎儿心率的技术，是了解胎儿宫内情况的重要手段。正常胎心率为 110～160 次/分。

【操作目的】

了解胎心率是否正常，监测胎儿宫内安危。

【素质要求】

1. 服装鞋帽整洁。
2. 仪表大方、举止端庄。
3. 语言柔和恰当，态度和蔼亲切。

【核对与解释】

1. 查对医嘱。
2. 核对孕妇，向其解释多普勒测胎心的目的以取得配合。

【评估】

1. 评估孕妇的孕周及孕产次，是否高危妊娠。
2. 评估环境是否安全、温度及光线是否适宜。

【操作前准备】

1. 护士准备　衣帽整齐，洗手。

2. 物品准备　多普勒胎心听诊器、手表（带秒针）、笔、记录单、超声波耦合剂、卫生纸。

3. 环境准备　室内温度 22～24℃，关闭门窗，保护孕妇隐私。

4. 辨识孕妇，嘱其排空膀胱。

【操作过程】

1. 协助孕妇取仰卧位，暴露腹部。

2. 根据胎方位确定胎心听诊区（图 1-13）。

3. 涂少量耦合剂于腹壁（图 1-14）。

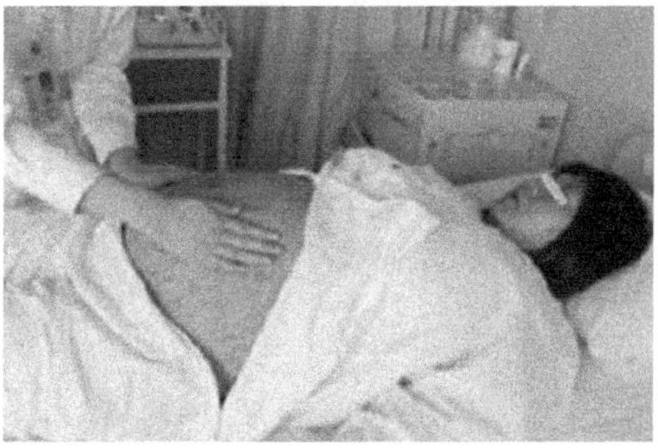

图 1-13　选择听诊区

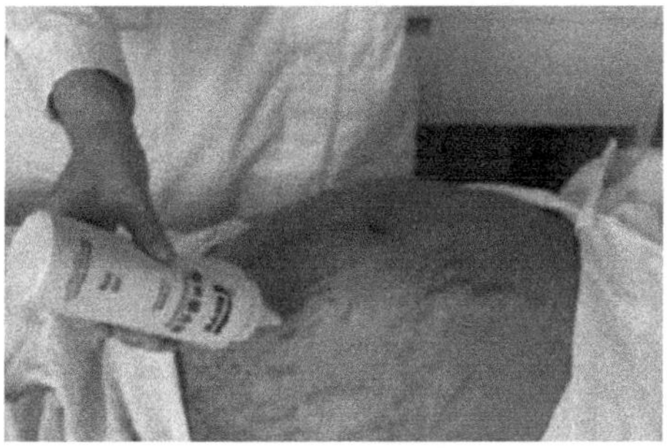

图 1-14　涂耦合剂

4. 打开多普勒胎心听诊器的开关，在孕妇宫缩间隙时，将探头放于听诊区听取胎心音，当听到强而有力、有节奏的双音响时，以手固定探头（图 1-15）。

5. 以手表或时钟计时，数 60 秒胎心跳动次数，将结果告诉孕妇（图 1-16）。

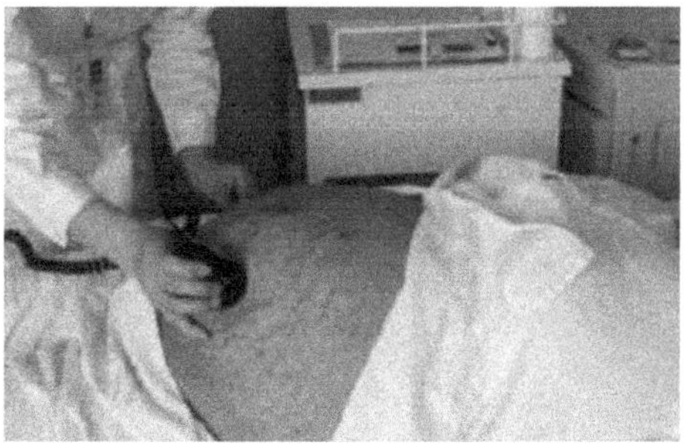

图 1-15　听取胎心音

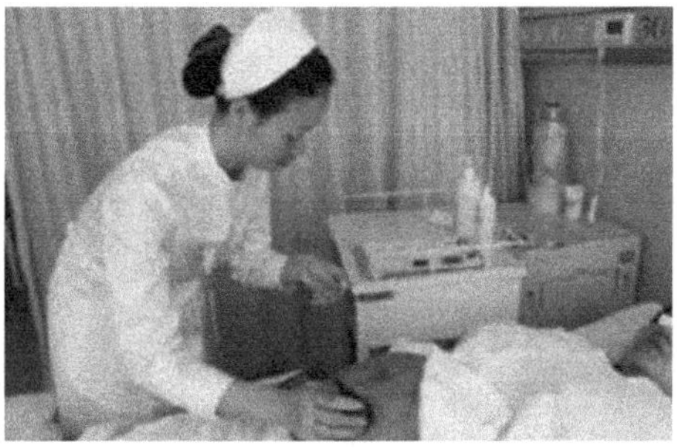

图 1-16　胎心计数

6. 关闭多普勒胎心听诊器的开关。

【操作后处理】

1. 取卫生纸将孕妇腹部的耦合剂擦净。

2. 协助孕妇整理衣裤。

3. 整理床单位。

4. 整理用物，洗手，记录胎心率。

【健康教育】

1. 向孕妇讲解胎心率的正常波动范围为110～160次/分。

2. 教会孕妇自我检测胎动的方法　孕30周起自测胎动，每日3次，每次1小时，在固定时间测胎动，胎动计数≥6次/2小时为正常，＜6次/2小时或减少50%者提示胎儿缺氧可能，需及时就医。

【注意事项】

1. 对有宫缩的孕妇，应在宫缩间隙时听取胎心音。

2. 胎心音在胎背侧上方的孕妇腹壁上听诊最清楚，如枕先露时，胎心音在孕妇脐左（右）下方听诊；臀先露时，胎心音在孕妇脐左（右）上方听诊；肩先露时，胎心音在脐部下方听得清楚。

3. 胎心率正常范围为110～160次/分，如低于110次/分或高于160次/分，需再数1分钟，若仍不正常，嘱孕妇取左侧卧位、予吸氧，并及时报告医生。

4. 如为双胎，两个胎心率相差10次/分以上或两个听诊部位之间有10cm以上的无胎心音区，方可认为是两个胎儿的心率。

5. 注意胎心音需与子宫动脉音、腹主动脉音及脐带血管杂音相鉴别。

6. 注意保护孕妇隐私，冬天听诊时需注意孕妇保暖。

（林　敏）

第二部分　分娩期护理技术

分娩是指妊娠满 28 周及以上，胎儿及其附属物从临产开始到全部从母体娩出的过程。分娩期护理涉及的护理技术有外阴消毒、铺产台等。

一、外阴消毒

外阴消毒是指在接产、阴道内诊和宫腔操作前，用肥皂水及清水洗净外阴部的血迹、黏液及肛门周围皮肤上的粪便，再用皮肤消毒剂进行会阴部消毒，以保持会阴部清洁，促进产妇舒适并预防感染的技术。

【操作目的】

1. 为阴道操作、自然分娩、妇产科手术做准备。
2. 清洁外阴，避免产时感染。

【素质要求】

1. 服装鞋帽整洁。
2. 仪表大方、举止端庄。
3. 语言柔和恰当，态度和蔼亲切。

【核对与解释】

1. 查对医嘱。
2. 核对产妇，向其解释外阴消毒的目的和过程以取得配合。

【评估】

1. 评估产妇产程进展情况/患者的病情，会阴部情况，合作程度。
2. 评估环境是否安全、温度及光线是否适宜。

【操作前准备】

1. 护士准备　衣帽整齐，洗手，戴口罩。
2. 物品准备　外阴冲洗盘，冲洗壶，无菌卵圆钳，皂球，消毒溶液，碘伏纱球，干纱球，无菌接生巾，一次性冲洗垫。
3. 环境准备　室内温度 22～26℃，关闭门窗，保护产妇隐私。
4. 辨识产妇。

【操作过程】

1. 协助产妇取膀胱截石位，充分暴露外阴部。
2. 拆开产台，操作人员站在床尾部。
3. 将污物桶放在床尾地上。
4. 在产妇臀部垫好会阴冲洗垫，将产床床尾调节成稍向下倾斜的位置，将产妇腰下的衣服向上拉，以免冲洗时打湿上衣。

5. 擦洗

（1）用无菌卵圆钳夹取皂球一只，从上至下擦洗会阴，每一次均需擦洗 30 下，顺序为小阴唇→大阴唇→阴阜→左右大腿内上 1/3→会阴→左右臀部，丢弃皂球。

（2）再钳取一只皂球擦洗会阴，顺序同上。

（3）取第三只皂球擦洗会阴体 30 下，擦洗肛门后丢弃皂球及卵圆钳。

6. 冲洗

（1）冲洗前，操作者可将消毒液试温再给产妇冲洗，以免因水过热造成烫伤或因水温偏凉致产妇不舒适。

（2）右手持卵圆钳取干纱球遮挡阴道口，左手持冲洗壶用消毒溶液冲净外阴的皂迹，顺序为里→外→里。

（3）丢弃干纱球。

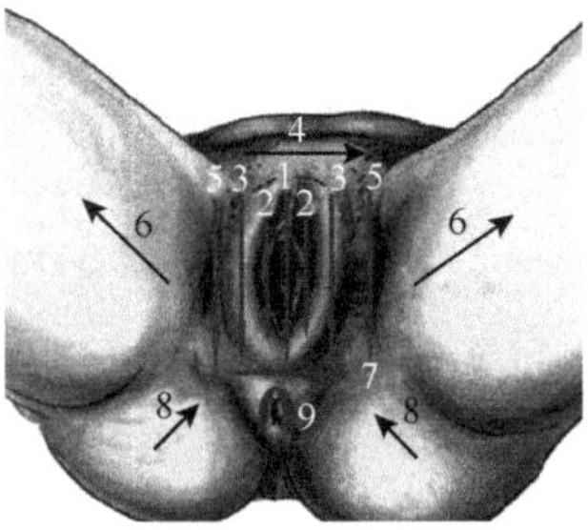

图 2-1 碘伏纱球会阴消毒顺序

7. 消毒 取碘伏纱球擦洗外阴，共用 3 只纱球，共擦拭 3 遍。后两只纱球不能超过第一只纱球擦拭的范围。前两只纱球不擦肛门，最后一只纱球擦至肛门。擦洗的顺序为小阴唇→大阴唇→阴阜→左右大腿内上 1/3→会阴→左右臀部→肛门（图 2-1）。

8. 撤掉会阴冲洗垫，垫好无菌接生巾。

【操作后处理】

整理用物，洗手，记录操作时间。

【健康教育】

1. 告知产妇外阴消毒的过程中若有不适及时告知操作人员。

2. 告知产妇铺巾后不要随意移动无菌巾，勿触摸消毒部位以防污染。

【注意事项】

1. 擦洗时避免器械前端划伤产妇皮肤。

2. 冲洗过程中要注意观察产程进展，发现异常应及时报告医师，遵医嘱给予相应处理。

3. 冲洗时应自上而下、自内而外。

4. 消毒时范围应逐次缩小。

5. 注意保暖。

6. 注意保护患者隐私。

二、铺 产 台

铺产台是接生准备工作的一部分，当初产妇宫口开大 10cm、经产妇宫口开大 3～4cm 时，助产人员在为产妇消毒外阴后，使用无菌敷料为接产创造一个无菌区域。

【操作目的】

为接生做好无菌准备，减少产妇及新生儿的感染机会。

【素质要求】

1. 助产士更换接生衣裤。
2. 仪表大方、举止端庄。
3. 语言柔和恰当，态度和蔼可亲。

【核对与解释】

1. 查对医嘱。
2. 核对产妇，向其解释铺产台的目的和过程以取得配合。

【评估】

1. 评估产妇的孕周及孕产次。
2. 评估产妇产程进展情况、合作程度。
3. 评估环境是否安全、符合无菌操作，温度及光线是否适宜。

【操作前准备】

1. 助产士准备　更换接生衣裤，卷袖至肘上 20cm，正确戴好口罩、帽子，修剪指甲。

2. 物品准备　产包，持物钳，无菌手套。将产包放于接生车上推至分娩室，置于产床的左下方。

3. 环境准备　室内温度 26～28℃，关闭门窗，保护产妇隐私。

4. 辨识产妇，协助产妇取膀胱截石位。

【操作过程】

1. 助产士按外科手术操作规程消毒双手。
2. 请巡回护士检查产包（图 2-2），将产包最外一层包布打开（图 2-3）。

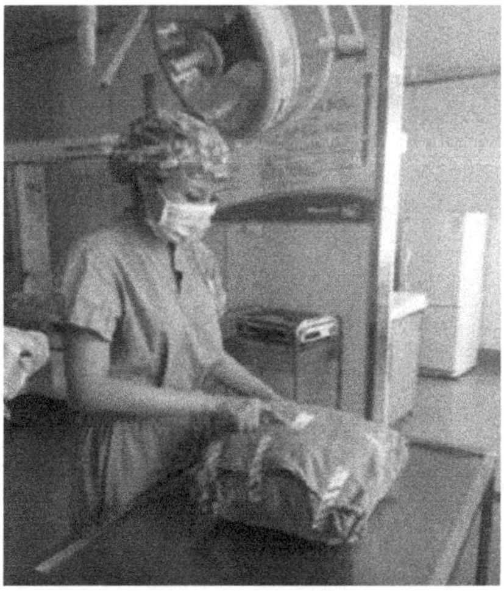

图 2-2　检查产包

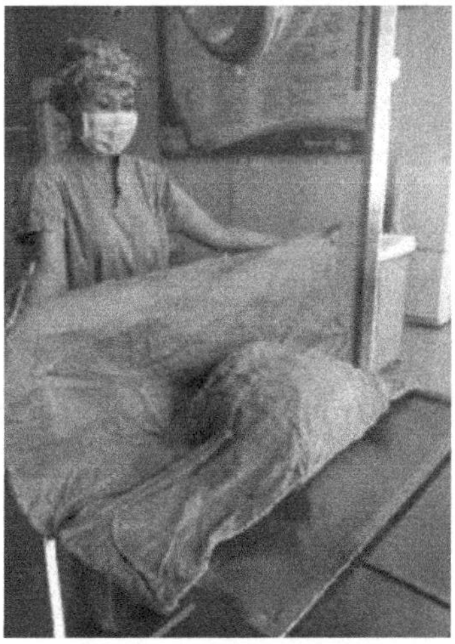

图 2-3　打开外层包布

3. 助产士取出其中的手术衣，在巡回护士的协助下穿好（图 2-4）。
4. 戴无菌手套。
5. 助产士双手拿住产单的上侧两角，用两端的折角将双手包住，嘱产妇抬起臀部，将产单的近端铺于臀下（图 2-5）。

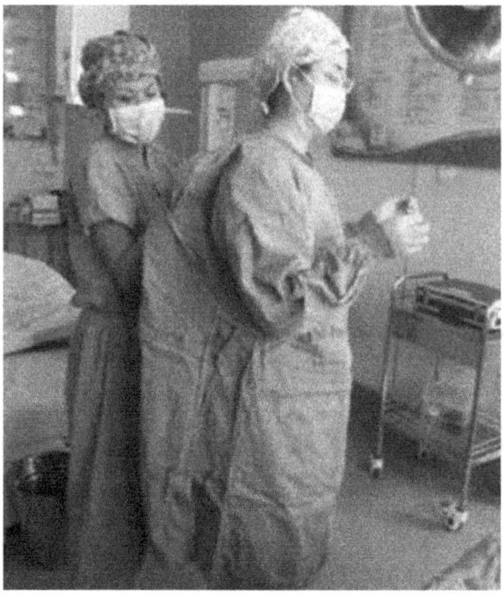

图 2-4　穿手术衣

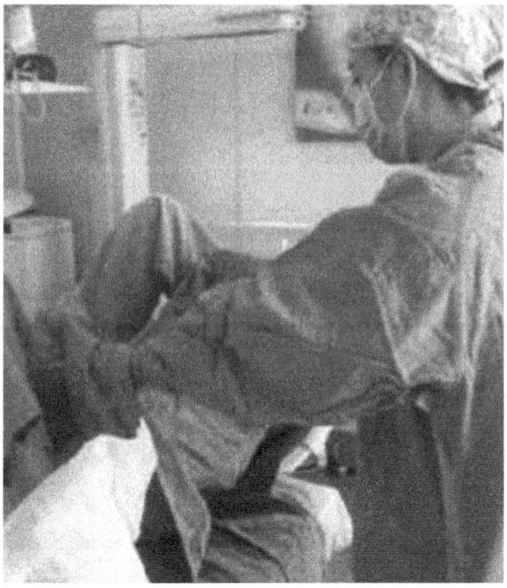

图 2-5　产单铺于臀下

6. 取腿套，（由巡回护士帮助抬起产妇左腿）将一只腿套套于产妇左腿，用同样方法穿右侧腿套。

7. 将一块消毒巾打开，一侧反折盖于腹部。

8. 会阴部放置消毒巾一块，内垫纱布一块堵住肛门，以防污染。

9. 准备接生物品。

10. 两人清点纱布。

【操作后处理】

巡回护士负责记录铺台时间。

【健康教育】

1. 告诉产妇及陪产家属勿触摸已铺好的产台。

2. 指导产妇正确屏气用力。

【注意事项】

1. 铺台时机适当。铺台时机不宜过早，否则暴露时间长容易造成污染，暴露超过 2 小时应重新更换；但也不宜过晚，仓促操作易导致产台污染。

2. 检查产包有无潮湿、松散等被污染的情况，如有上述情况应重新更换。

3. 铺台方法正确，符合无菌操作规范。器械置于固定位置，安全、合理。

（林　敏）

第三部分　产褥期护理技术

产褥期是指从胎盘娩出至产妇全身各器官（除乳腺外）恢复至正常未孕状态所需的一段时间，通常为6周（42天）。常用的产褥期护理技术有会阴擦洗、外阴湿敷等。

一、会阴擦洗

会阴擦洗是指用一定的擦洗工具和擦洗溶液对产妇外阴部进行清洁处理的一种技术，以提高产妇的舒适感和促进会阴切口愈合，防止生殖系统及泌尿系统的逆行感染。

【操作目的】

1. 保持外阴部的清洁，促进舒适。
2. 去除外阴的分泌物，预防感染，促进伤口愈合。
3. 观察了解恶露及会阴伤口愈合情况。

【素质要求】

1. 服装鞋帽整洁。
2. 仪表大方、举止端庄。
3. 语言柔和恰当，态度和蔼亲切。

【核对与解释】

1. 查对医嘱。
2. 核对产妇，向其解释会阴擦洗的目的和过程以取得配合。

【评估】

1. 评估产妇的年龄、病情、意识、自理能力、合作程度。
2. 评估有无留置尿管。
3. 评估会阴部皮肤情况及伤口情况。
4. 评估环境是否安全、温度及光线是否适宜。

【操作前准备】

1. 护士准备　衣帽整齐，洗手，戴口罩。
2. 物品准备　一次性换药碗、碘伏纱球、一次性镊子、会阴垫、一次性床垫、一次性手套、集尿袋（必要时）。
3. 环境准备　室内温度22～24℃，关闭门窗，保护产妇隐私。
4. 辨识产妇，嘱其排空膀胱。

【操作过程】

1. 携用物至产妇床旁。
2. 松床尾，协助产妇取仰卧屈膝位，脱去对侧裤腿盖于近侧大腿，被褥遮盖身体及

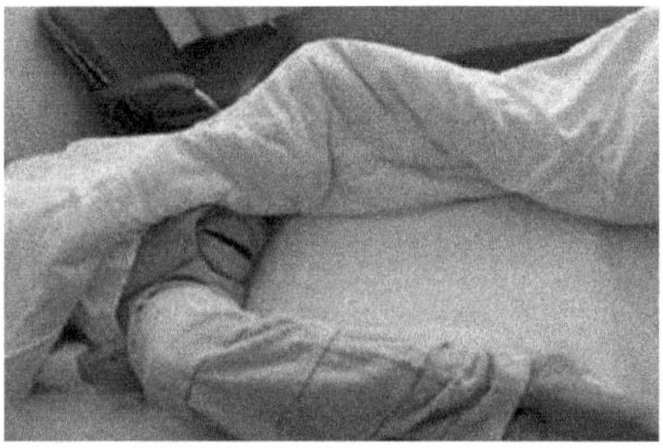
图 3-1 摆体位

对侧大腿。双腿屈曲、外展，暴露外阴（图 3-1）。

3. 按压子宫，观察宫底高度，恶露的色、质、量及气味，会阴伤口情况。

4. 撤去污染的会阴垫，臀下垫一次性床垫。

5. 用 1 个碘伏纱球擦洗前庭（在尿道口稍停留），弃去纱球。

6. 用 1 个碘伏纱球擦洗对侧小阴唇、大阴唇，弃去纱球。

7. 用 1 个碘伏纱球擦洗近侧小阴唇、大阴唇，弃去纱球。

8. 用 1 个碘伏纱球自内而外擦洗会阴伤口，弃去纱球。

9. 用 1 个碘伏纱球自外而内擦洗两侧臀部及肛门，弃去纱球及镊子。

10. 用 1 个碘伏纱球自内而外擦洗会阴伤口，弃去纱球及镊子。

11. 如患者有留置导尿管，更换集尿袋。

12. 使用会阴垫，协助产妇穿裤。

【操作后处理】

1. 撤一次性床垫，整理床单位。

2. 整理用物。

3. 洗手、脱口罩、记录。

【健康教育】

1. 嘱会阴侧切者取健侧卧位。

2. 教会患者清洁会阴的方法，避免感染。

3. 嘱患者尽早下床活动，以利于产后恢复。

【注意事项】

1. 观察宫底高度、会阴伤口及恶露的颜色、性状、气味，发现异常应及时报告医师。

2. 天冷时注意保暖，纱球需加温。

3. 擦洗时动作轻柔，血迹都要擦干净，若血迹较多，可适当增加纱球的数量，不可一个纱球重复擦。

4. 擦洗的顺序是自上而下，擦过肛门的纱球及镊子应丢弃。

二、外 阴 湿 敷

外阴湿敷是将浸有高渗硫酸镁溶液或 75%乙醇溶液的纱布敷于外阴，以达到消炎、消肿、减轻疼痛的目的。常用于会阴水肿、血肿、伤口硬结及早期感染的产妇。

【操作目的】

1. 促进局部血液循环、消炎、消肿、减轻疼痛。

2. 使陈旧性血肿局限，利于外阴伤口的愈合。

【素质要求】

1. 服装鞋帽整洁。

2. 仪表大方、举止端庄。

3. 语言柔和恰当，态度和蔼亲切。

【核对与解释】

1. 查对医嘱。

2. 核对患者，向其解释外阴湿敷的目的和过程以取得配合。

【评估】

1. 评估患者的病情、意识状态、合作程度。

2. 评估会阴部情况。

【操作前准备】

1. 护士准备　衣帽整齐，洗手，戴口罩。

2. 物品准备　治疗碗 1 个（内放 50%硫酸镁溶液或 75%乙醇溶液浸湿纱布 1 块）、无菌镊子 2 把、一次性手套、一次性床垫、会阴垫、会阴擦洗包。

3. 环境准备　室内温度 22～24℃，关闭门窗，保护产妇隐私。

4. 辨识患者，嘱其排空膀胱。

【操作过程】

1. 携用物至产妇床旁。

2. 松床尾，协助产妇取仰卧屈膝位，脱去对侧裤腿盖于近侧大腿，被褥遮盖身体及对侧大腿。双腿屈曲、外展，暴露外阴（图 3-2），将一次性床垫置于臀下。

3. 戴手套，行会阴擦洗（过程略）。

4. 将浸湿的纱布用镊子拧至不滴水、抖开，敷于外阴水肿部位（图 3-3），外面再盖以会阴垫。

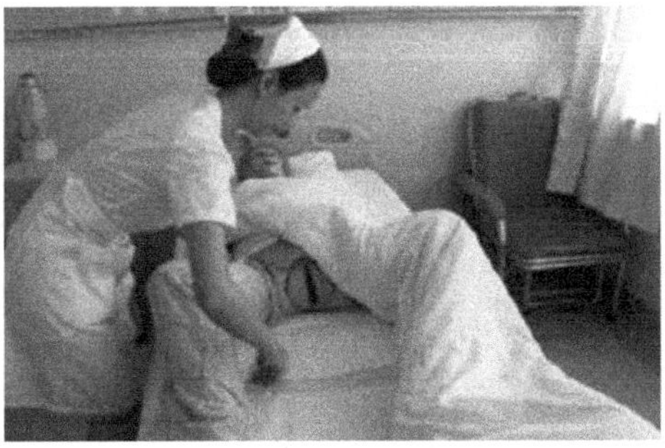

图 3-2　暴露外阴

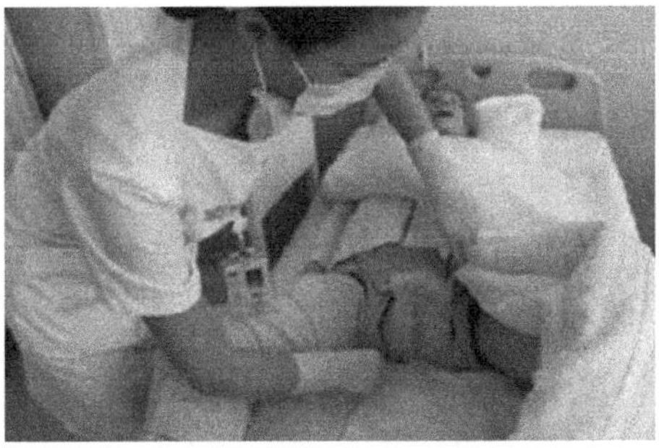

图 3-3　湿纱布敷于外阴

5. 一次湿敷可持续 15～30 分钟。

【操作后处理】

1. 脱手套，整理床单位，协助产妇取舒适卧位。

2. 整理用物，洗手，记录会阴部情况。

【健康教育】

1. 告知产妇注意保持外阴的清洁，勤换会阴垫、内裤及被褥等。

2. 指导产妇尽早下床活动，以及进行缩肛运动。

【注意事项】

1. 注意保护患者隐私。
2. 注意保暖。
3. 湿敷时注意湿度适宜。
4. 湿敷面积应是病损范围的 2 倍。

（林　敏）

第四部分　新生儿护理技术

足月新生儿是指孕龄满 37 周至不足 42 周，出生体重≥2500g 的新生儿。新生儿期是指胎儿出生后断脐到满 28 日的一段时间。常用的新生儿护理技术包括新生儿沐浴、新生儿抚触等。

一、新生儿沐浴

新生儿沐浴（淋浴），可起到清洁皮肤和促进血液循环的目的。新生儿沐浴既可在沐浴室由护士操作，也可教会家属在家里为新生儿沐浴。

【操作目的】

1. 清洁皮肤，促进血液循环，增进身体舒适。
2. 预防尿布疹、脐部感染。
3. 沐浴期间可以促使婴儿四肢活动。
4. 为婴儿作全身体格评估。

【素质要求】

1. 服装、鞋帽整洁，仪表大方，举止端庄。
2. 洗净双手，修剪指甲。
3. 语言柔和恰当，态度和蔼可亲。

【核对与解释】

1. 核对医嘱。
2. 至产妇床单位，核对床位卡上产妇姓名、床号、住院号，询问产妇姓名、婴儿性别、婴儿出生日期并与产妇手腕带、婴儿吊牌核对。
3. 向产妇解释新生儿沐浴的目的。

【评估】

1. 评估新生儿的日龄　须新生儿出生满 24 小时。
2. 评估新生儿睡眠及上次哺乳时间　半小时内新生儿未喝奶，新生儿不是空腹状态。
3. 评估新生儿的一般状况、皮肤情况。

【操作前准备】

1. 护士准备　衣帽整齐，洗手，戴口罩。
2. 物品准备　衣物（预先套好）、尿布、大毛巾、灭菌纱布、温湿小毛巾、沐浴露、棉签、爽身粉、75%乙醇溶液或碘伏、鞣酸软膏、无菌持物钳、塑料布、沐浴床垫、磅秤。
3. 环境准备　室温 26～28℃，水温 40℃左右。关闭门窗。
4. 辨识新生儿。

【操作过程】

1. 在磅秤上铺塑料布，磅秤“归零”。铺好大毛巾。

2. 抱新生儿至沐浴室，核对新生儿吊牌与手腕带，解下吊牌放入白大褂口袋中，护士卷双手袖管至肘关节以上。

3. 脱去新生儿衣裤及尿布，记录有无大便。

4. 解去脐绷带及脐部纱布，观察脐部有无渗血、渗液。

5. 称量婴儿体重，记录体重时注意用一手虚挡婴儿以防跌落。

6.（连同塑料布一起）左手单手环抱婴儿，开水龙头，手腕内侧测水温。

7. 温热沐浴床垫。

8. 把婴儿放在沐浴床上，冲湿头部，取少量沐浴露，揉搓起泡，涂在婴儿头发和耳后，冲净泡沫（注意保护眼、耳、鼻）。

9. 冲湿躯干、四肢　依次冲湿颈部、对侧上肢、近侧上肢、胸腹部（保护脐部）、背部、对侧下肢、近侧下肢、臀部。

10. 取适量沐浴露揉搓起泡，涂抹顺序同上，重点清洁颈下、腋下、腹股沟、臀部。

11. 冲净泡沫，顺序同上。

12. 抱婴儿到大毛巾上，用大毛巾包裹身体、吸干水分。

13. 取温热小毛巾，两次对折后呈小正方形，第一个面擦对侧眼睛内眦至外眦（或眼屎少处至眼屎多处），第二个面擦近侧眼睛内眦至外眦，第三个面擦口面部，打开小毛巾，擦头发、头皮。

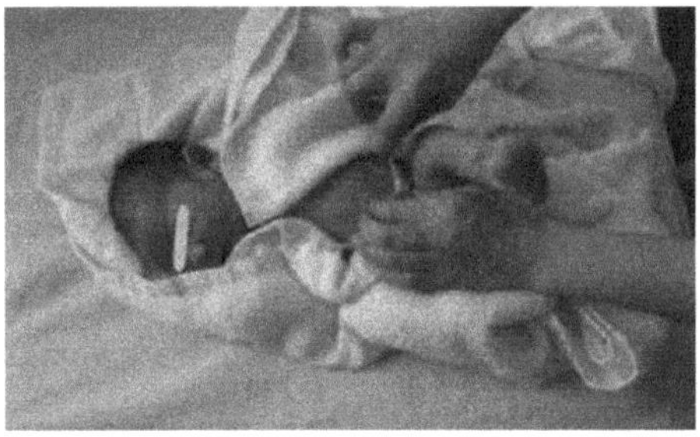

图 4-1　脐部护理

14. 暴露脐部，取 2 根棉签蘸乙醇消毒 2 次（由内向外，消毒直径大于 5cm，第二根消毒范围比第一根略小）（图 4-1）。持无菌持物钳取灭菌纱布一块覆盖脐部，脐绷带包扎。

15. 扑爽身粉，均匀涂抹（重点为颈部、腋下、腹股沟，注意保护口鼻，防止呛咳，保护外生殖器）。

16.（如有红臀）取适量鞣酸软膏均匀涂抹患处。

17. 核对吊牌与婴儿手腕带，兜尿布，穿衣裤，固定四肢。

18. 裹包被，再次核对手腕带与吊牌，别吊牌于包被上。

19. 取 2 根棉签吸净鼻孔内积水，另取 2 根棉签吸净外耳道、耳郭积水。

20. 抱婴儿至产妇床旁，询问产妇姓名、床号、住院号、婴儿性别、出生日期（与床位卡、产妇手腕带核对），把婴儿放进小床。

【操作后处理】

1. 整理用物，一次性用物、敷料类弃至医疗废弃物垃圾桶，毛巾、衣裤送洗、消毒。

2. 三擦盘、台、浴盆、软垫，洗手，脱口罩。

【健康教育】

沐浴可保持皮肤清洁，新生儿新陈代谢旺盛，春夏季可每天沐浴，秋冬季可 1～2

天沐浴一次。

【注意事项】

1. 认真核对新生儿，避免抱错。

2. 注意安全，防止烫伤和跌伤，操作者中途不得离开婴儿。

3. 抱婴儿手势、持水龙头手势正确。避免水流入新生儿的耳、鼻、眼、口腔，避免爽身粉进入眼、口或吸入呼吸道。

4. 沐浴时注意观察皮肤和全身情况，有异常应及时处理。

5. 选用中性肥皂或沐浴露，清洗脸部时不能用肥皂。

二、新生儿抚触

新生儿抚触是通过抚触者双手对婴儿皮肤各部位进行有次序、有手法技巧的抚摸。让温和刺激通过婴儿皮肤传入中枢神经系统，产生一系列的生理效应，有利于新生儿生长发育。

【操作目的】

1. 促进消化吸收，增加婴儿体重。

2. 改变睡眠节律，提高应激能力。

3. 促进婴儿神经系统的发育。

4. 提高婴儿机体免疫力。

5. 促进血液循环及皮肤新陈代谢。

【素质要求】

1. 服装、鞋帽整洁，仪表大方，举止端庄。

2. 洗净双手，修剪指甲。

3. 语言柔和恰当，态度和蔼可亲。

【核对与解释】

1. 核对医嘱。

2. 至产妇床单位，核对床位卡上产妇姓名、床号、住院号，询问产妇姓名、婴儿性别、婴儿出生日期并与产妇手腕带、婴儿吊牌核对。

3. 向产妇解释新生儿抚触的目的。

【评估】

1. 评估新生儿的日龄　须新生儿出生满 24 小时。

2. 评估新生儿睡眠及上次哺乳时间，应于两次哺乳之间进行抚触。

【操作前准备】

1. 护士准备　衣帽整齐，洗手，戴口罩。

2. 物品准备　一次性垫巾（毛毯）、婴儿润肤油、尿布。

3. 环境准备　室温 28℃以上，操作台面温度为 36～37℃，关闭门窗。

4. 辨识新生儿。

【操作过程】

1. 在抚触台上铺一次性垫巾。

2. 洗手，冬季用热水洗，温暖双手。

3. 抱婴儿至抚触室，放在抚触台上，解开包被，解下吊牌，与手腕带核对，脱去衣裤。

4. 倒适量润肤油至掌心，双手互搓。

5. 以下每个部位抚触动作重复 6～8 次

（1）头部

1）两拇指指腹从眉间向两侧推（图 4-2A、图 4-2B）。

2）两拇指从下颌部中央向两侧以上滑动，使上下唇呈微笑状（图 4-2C）。

3）双手指腹从前额发际抚向脑后，最后示、中指分别在耳后乳突部轻按一下（图 4-2D）。

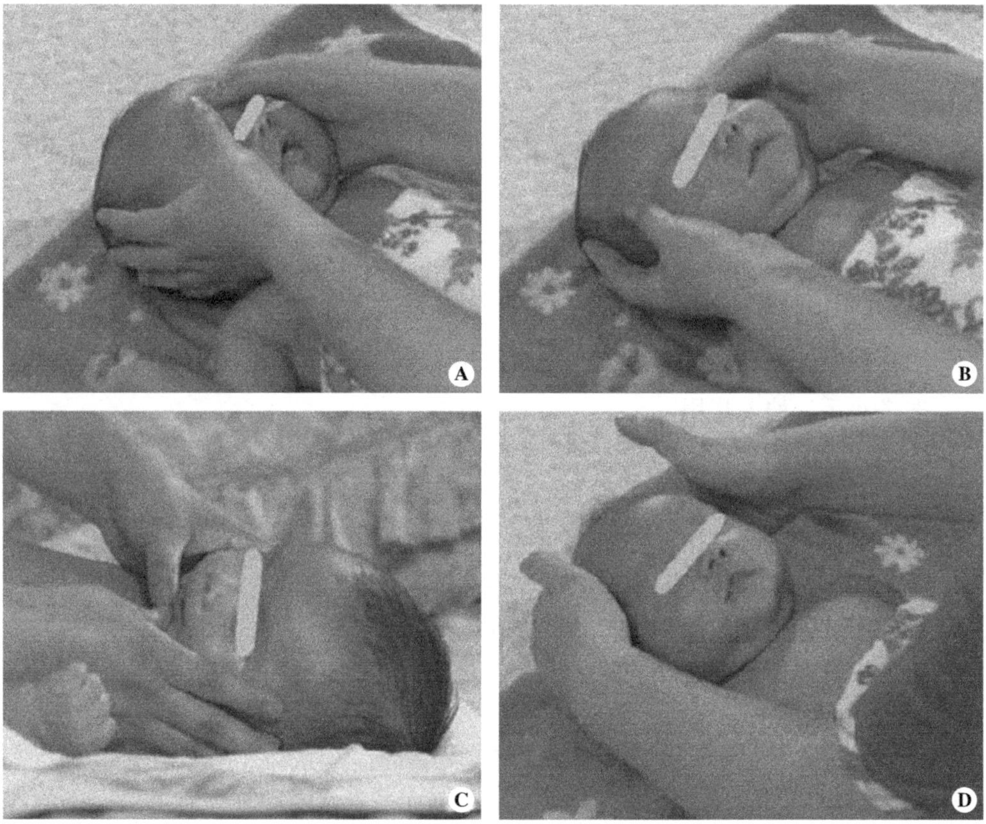

图 4-2 抚触头面部

（2）胸部：两手分别从胸部的外下方向对侧的外上方交叉推进，在胸部划大的交叉（图 4-3），注意避开新生儿的乳腺。

（3）腹部

1）两手分别从腹部的右下腹经中上腹滑向左上腹（图 4-4）。

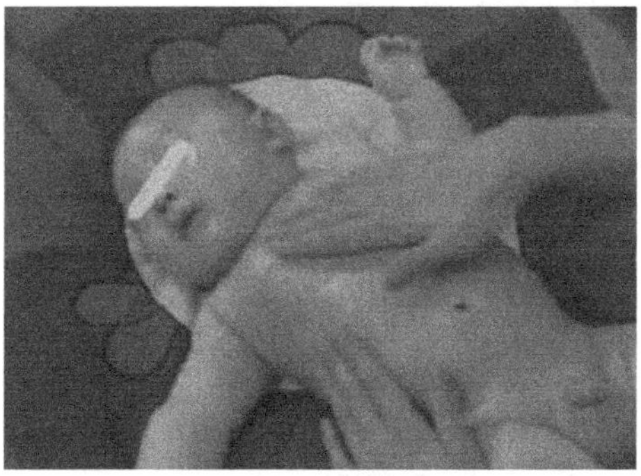

图 4-3　抚触胸部

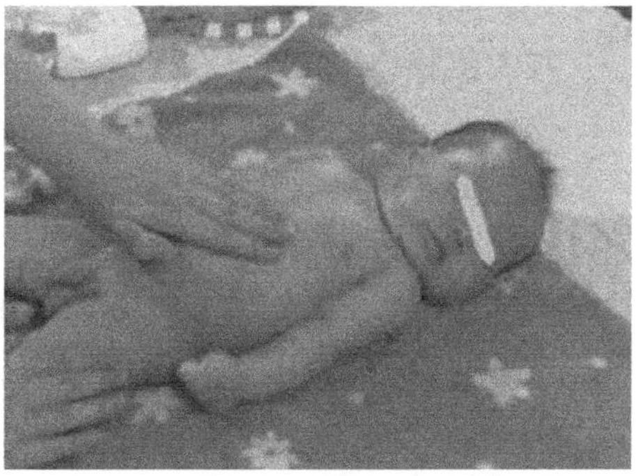

图 4-4　抚触腹部

2）右手指腹自右上腹推向右下腹，划“I”形动作。

3）右手指腹自右上腹经左上腹推向左下腹，划倒“L”形动作。

4）右手指腹自右下腹经右上腹、左上腹推向左下腹，划倒“U”形动作。

注意避开脐部和膀胱。

（4）四肢：双手交替抓住一侧上肢近端，边挤捏边滑行至远端，然后从上到下搓揉大肌肉群及关节（对侧及下肢方法相同）（图 4-5）。

（5）手足：双手拇指指腹从手掌腕侧（足底足跟侧）依次推向指（趾）侧，并提捏各手指（脚趾）关节（图 4-6）。

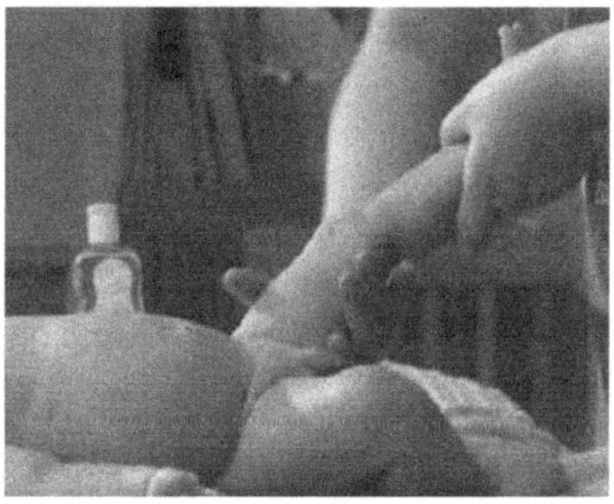

图 4-5　抚触下肢

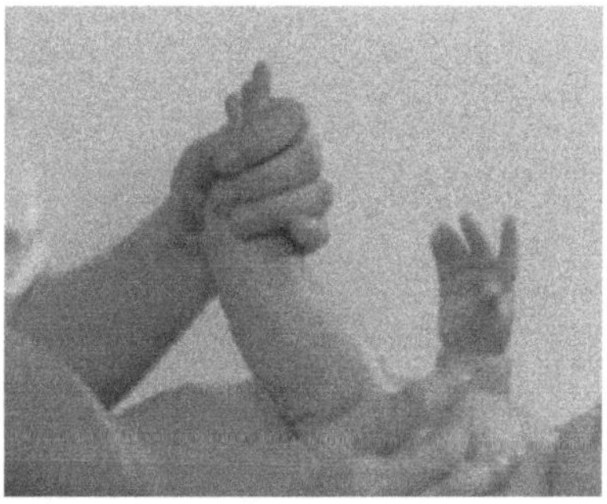

图 4-6　抚触手掌

（6）背部：婴儿呈俯卧位，抚触者双手手掌分别于脊柱两侧由中央向两侧滑动；从背部上端开始逐步滑向臀部（图 4-7）。

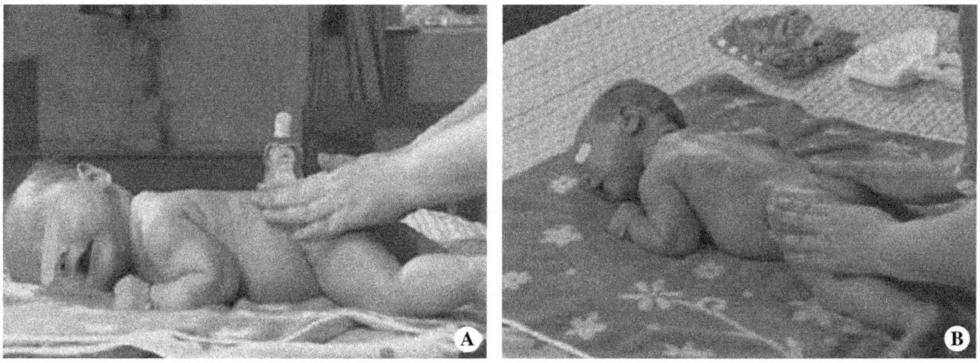

图 4-7　抚触背部

（7）最后右手手掌轻轻抚摸婴儿头皮，沿颈部、脊柱向下至臀部。

6. 核对吊牌与手腕带，兜尿布，穿衣服。

7. 抱婴儿至产妇床旁，询问产妇姓名、床号、住院号、婴儿性别、出生日期（与床位卡、产妇手腕带核对），把婴儿放进小床。

【操作后处理】

1. 整理用物，一次性用物、敷料类弃至医疗废弃物垃圾桶内。

2. 三擦台面、软垫，洗手，脱口罩。

【健康教育】

1. 抚触伊始，新生儿可能不配合、哭闹，坚持数次后会逐渐好转。

2. 出生后第一天即可开始对婴儿进行抚触，每天 3～5 次，每次 15 分钟。

3. 抚触最好在沐浴后或穿衣服时进行，注意房间保暖。

4. 确保抚触时不受干扰，播放柔和的音乐有助于彼此放松。

【注意事项】

1. 婴儿觉得疲劳、饥渴、持续哭闹、进食后 1 小时内不宜抚触。

2. 抚触开始时轻触，随后逐渐增加压力以使婴儿适应。

3. 抚触进行到任何阶段，如新生儿出现哭闹、肌张力提高、神经兴奋性增加及肤色变化等反应时，应暂缓抚触，如持续 1 分钟以上应完全停止抚触。

（赵印懿）

第五部分　妇科护理技术

一、阴道擦洗

阴道擦洗是常用妇科护理技术之一，用于治疗阴道炎或妇科术前常规阴道准备。

【操作目的】

1. 清洁阴道、治疗局部炎症。
2. 妇科手术前准备，避免感染。

【素质要求】

1. 服装、鞋帽整洁。
2. 仪表大方，举止端庄。
3. 语言柔和恰当，态度和蔼可亲。

【核对与解释】

1. 核对医嘱，抄写医嘱至治疗单，二人核对并签名。
2. 携带治疗单至患者床单位，核对床位卡与治疗单是否一致（患者姓名、床号、住院号），询问患者姓名并与其手腕带核对。
3. 向患者解释阴道擦洗的目的。

【评估】

1. 确认患者是已婚女性。
2. 患者目前无阴道流血症状。

【操作前准备】

1. 护士准备　三擦盘、台、车，洗手，戴口罩。
2. 物品准备　消毒盘 1 只、药碗 1 只、卵圆钳 1 把、窥阴器 1 只、润滑油 1 瓶、碘伏溶液纱球 3 只、干纱球数只、清洁治疗巾 1 块、清洁手套 1 副。若有医嘱阴纳药物，一齐备好。
3. 环境准备　室内温度 22～24℃，关闭门窗，保护患者隐私。
4. 辨识患者，嘱其排空膀胱。

【操作过程】

1. 再次核对患者。
2. 嘱患者取膀胱截石位，脱去一侧裤腿，暴露外阴，臀下垫治疗巾。
3. 戴手套，左手取窥阴器蘸润滑油，涂抹窥阴器前 1/3 部。
4. 嘱患者哈气放松，轻轻把窥阴器放入阴道，充分暴露阴道及子宫颈。
5. 钳取碘伏溶液纱球擦洗子宫颈→阴道穹→左、右侧阴道壁→闭合并旋转窥阴器，暴露并擦洗阴道前、后壁，每只纱球来回擦洗 3 遍，共用 3 只纱球。

6. 取干纱球将阴道穹后部药液吸干。
7. 必要时放置外用药物至阴道穹后部。
8. 若当天将行全子宫切除术的患者，遵医嘱涂甲紫于子宫颈、阴道穹处做标记。
9. 轻轻闭合并退出窥阴器，用卫生纸擦干外阴。
10. 脱手套，扶患者下床。

【操作后处理】

1. 整理用物，一次性用物、敷料类弃至医疗废弃物垃圾桶内，正确浸泡器械（浸泡液，打开器械关节）。
2. 三擦盘、台、车，洗手，脱口罩。

【健康教育】

嘱阴纳药物患者卧床休息，避免走动，有助于药物吸收。

【注意事项】

1. 天冷时注意保暖，保护患者隐私，擦洗过程中动作轻柔。
2. 严格掌握禁忌证，未婚女性、有阴道流血症状的患者不能行阴道擦洗。
3. 注意窥阴器使用方法，减轻患者痛苦。

二、阴道冲洗

阴道冲洗是治疗女性生殖道炎症、妇科术前阴道准备的方法之一。

【操作目的】

1. 减少阴道内分泌物，减轻局部组织充血，控制和治疗阴道和宫颈炎症。
2. 妇科手术前准备，避免感染。

【素质要求】

1. 服装、鞋帽整洁，修剪指甲。
2. 仪表大方，举止端庄。
3. 语言柔和恰当，态度和蔼可亲。

【核对与解释】

1. 核对医嘱，抄写医嘱至治疗单，二人核对并签名。
2. 携带治疗单至患者床单位，核对床位卡与治疗单是否一致（患者姓名、床号、住院号），询问患者姓名并与其手腕带核对。
3. 向患者解释阴道冲洗的目的。

【评估】

1. 确认患者是已婚女性。
2. 患者目前无阴道流血症状。

【操作前准备】

1. 护士准备　三擦盘、台、车，洗手，戴口罩。
2. 物品准备　消毒盘 1 只、弯盘 1 只、冲洗筒 1 只、橡皮管 1 根、冲洗头 1 只、血管钳 1 把、卵圆钳 3 把、窥阴器 1 只、1%甲紫 1 瓶、润滑油 1 瓶、含碘纱球 1 只、皂球 1 只、干纱球数只、长棉签、清洁治疗巾 1 块、塑料布 1 块、清洁手套 1 副、输液架 1 座、便盆 1 个（或污物筒）。配制冲洗液 1000ml 于冲洗筒中，血管钳夹橡皮管。测水温，40℃左右为宜。

3. 环境准备　室内温度 22～24℃，关闭门窗，保护患者隐私。

4. 辨识患者，嘱其排空膀胱。

【操作过程】

1. 再次核对患者。

2. 嘱患者取膀胱截石位，脱去一侧裤腿，暴露外阴，臀下垫塑料布。

3. 挂冲洗筒于输液架上，高于检查台 1m 左右，装上冲洗头。注意避免冲洗头被污染。

4. 戴手套，左手取窥阴器蘸润滑油，涂抹窥阴器前 1/3 部。

5. 嘱患者哈气放松，轻轻把窥阴器放入阴道，充分暴露阴道及子宫颈。

6. 持卵圆钳取皂球，擦洗子宫颈、阴道穹，再擦左、右侧阴道壁，闭合窥阴器开口，旋转窥阴器 90°，打开窥阴器开口，擦洗阴道前、后壁，弃皂球及第一把卵圆钳。

7. 持冲洗头，松血管钳，少量冲洗液冲洗患者外阴，询问冲洗液温度是否适宜。

8. 左手打开窥阴器开口，暴露子宫颈后，冲洗子宫颈，阴道穹，前、后侧阴道壁，闭合窥阴器开口，旋转窥阴器 90°，打开开口，冲洗阴道左、右壁。注意冲洗以上各部位时平均分配冲洗液。

9. 冲尽液体，挂上橡皮管，下压窥阴器，排出积液。

10. 取干纱球吸干积液，弃第二把卵圆钳。

11. 持第三把卵圆钳取含碘纱球，消毒子宫颈，阴道穹，左、右侧阴道壁，闭合窥阴器开口，旋转窥阴器 90°，打开开口，消毒阴道前、后壁，弃消毒棉球。

12.（若为手术准备）取长棉签蘸甲紫涂子宫颈、阴道穹。

13.（若有阴纳药物）置药物于阴道穹后部。

14. 轻轻退出窥阴器，夹取干棉球擦干外阴。

15.（若当天将进行手术）为患者外阴垫消毒巾，再协助患者穿上裤子，以保持阴道清洁，避免术后感染。

【操作后处理】

1. 整理用物，一次性用物、敷料类弃至医疗废弃物垃圾桶内，正确浸泡器械（浸泡液，打开器械关节）。

2. 三擦盘、台、车，洗手，脱口罩。

【健康教育】

嘱阴纳药物患者卧床休息，避免走动，有助于药物吸收。

【注意事项】

1. 天冷时注意保暖，动作轻柔，避免患者疼痛，避免损伤阴道黏膜。

2. 严格掌握禁忌证，未婚女性不作阴道冲洗，必要时用小号冲洗头或导尿管代替；经期、孕期、产褥期、阴道出血者行阴道冲洗易引起上行感染，故不宜行阴道冲洗。

3. 注意窥阴器使用方法，减轻患者痛苦。

4. 注意水温及溶液配制方法。常用的冲洗溶液：1∶5000 高锰酸钾、2∶1000 或 5∶1000 碘伏、4%硼酸、2.5%乳酸、2%～4%碳酸氢钠等。滴虫性阴道炎患者用酸性溶液冲洗，念珠菌性阴道炎患者用碱性溶液冲洗，非特异性感染者用生理盐水冲洗。

（赵印懿）

参 考 文 献

戴宝珍，余剑珍，2003. 临床护理教程. 上海：复旦大学出版社
王立新，孙婷婷，薄海欣，2014. 妇产科护理技能实训. 北京：科学出版社
夏海鸥，2006. 妇产科护理学. 北京：人民卫生出版社
谢幸，苟文丽，2013. 妇产科学. 北京：人民卫生出版社
郑修霞，2012. 妇产科护理学. 北京：人民卫生出版社